AF335791

DE
L'ALIMENTATION SUCRÉE
CHEZ L'HOMME
ET CHEZ LES ANIMAUX

PAR

Hippolyte VIALETTES

SECRÉTAIRE DE LA SOCIÉTÉ DÉPARTEMENTALE D'ENCOURAGEMENT

A L'AGRICULTURE DE L'HÉRAULT

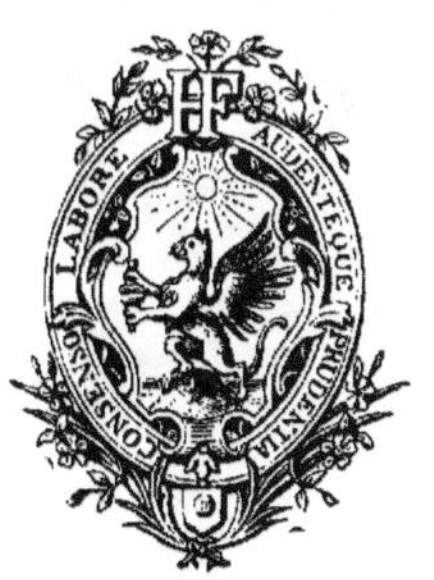

MONTPELLIER

IMPRIMERIE CENTRALE DU MIDI

(HAMELIN FRÈRES)

—

1903

DE
L'ALIMENTATION SUCRÉE
CHEZ L'HOMME
ET CHEZ LES ANIMAUX

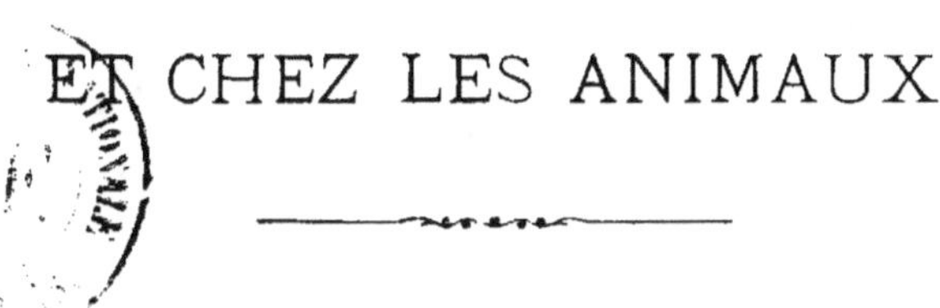

PAR

Hippolyte VIALETTES

SECRÉTAIRE DE LA SOCIÉTÉ DÉPARTEMENTALE D'ENCOURAGEMENT

A L'AGRICULTURE DE L'HÉRAULT

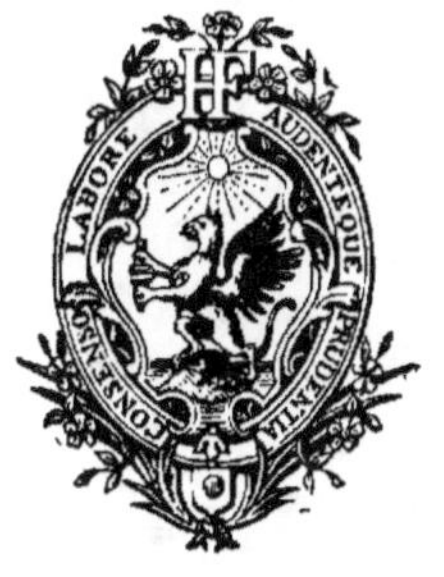

MONTPELLIER

IMPRIMERIE CENTRALE DU MIDI

(HAMELIN FRÈRES)

—

1903

AVANT-PROPOS

La haute valeur attribuée depuis quelques années aux
substances hydrocarbonées dans la nutrition a imprimé
désormais un large essor à l'alimentation sucrée chez l'homme
et chez les animaux. De toutes parts un mouvement intense se
produit en sa faveur ; toutes les grandes Sociétés agricoles
ont leur attention attirée par ce nouveau problème.

La Société d'encouragement à l'agriculture de l'Hérault,
soucieuse des intérêts de l'agriculture quels qu'ils soient,
en présence de l'agitation et des discussions soulevées chaque
jour par cette alimentation, a bien voulu me charger de l'étudier et de présenter sur elle un travail succinct.

Je me suis efforcé de mettre en lumière le grand rôle du
sucre comme aliment de premier ordre chez l'homme, afin
qu'au moment où ce produit vient d'être détaxé, les ouvriers,
les travailleurs ne persistent plus à le considérer comme un
aliment de luxe, mais comme un aliment essentiel ; ainsi
la consommation de cette denrée augmentera pour leur bien-
être et aussi pour le profit de l'industrie sucrière.

Quant à l'alimentation sucrée des animaux, les agriculteurs, leurs associations, surtout dans les régions betterra-
vières, en prônent et vantent les bienfaits. La Société de
l'alimentation rationnelle du bétail s'est occupée de ce genre
de nourriture dans ses congrès annuels de 1898, 1899, 1900
1901. 1902, montrant ainsi l'importance attachée à cette
question. Dans le congrès de 1902 en particulier, elle a été
traitée avec ampleur par des hommes autorisés tant par leur

savoir et leur compétence que par leur situation leur permettant d'observer et d'expérimenter sur une vaste échelle (MM. Lavalard, Grandeau, Garola, Curot, Mallèvre, Sanson, Nicolas, etc.).

Je n'ai pas la prétention, après les études documentées présentées par nos savants, d'apporter dans ces pages des renseignements nouveaux ; j'ai simplement voulu apporter à la Départementale un travail d'ensemble sur ce complexe sujet de l'alimentation par le sucre et faire connaître dans nos régions un nouveau mode de nourriture animale paraissant être d'un prix modique, peu difficile à expérimenter et à substituer.

Pour élaborer mon mémoire, j'ai parcouru de nombreux travaux ; souvent même j'ai emprunté aux auteurs leur pensée et parfois l'expression de leur pensée quand il m'a paru que l'expression des idées y gagnerait, en poids, en clarté, en autorité, aussi ai-je puisé notablement aux travaux de MM. Grandeau, Curot, Lavalard et de bien d'autres observateurs dont on trouvera les noms dans un index bibliographique.

En dernier lieu, je dois remercier M. Conte, chef du service sanitaire de l'Hérault, de ses conseils, de ses avis dont j'ai libéralement usé, et qui m'ont été précieux. Qu'il reçoive ici l'expression de ma gratitude.

H. VIALETTES.

4 avril 1903.

DE

L'ALIMENTATION SUCRÉE

CHEZ L'HOMME

ET CHEZ LES ANINAUX

De l'alimentation sucrée chez l'homme

FONCTION GLYCOGÉNIQUE DU FOIE. — ROLE IMPORTANT DES MATIÈRES HYDRO-CARBONÉES DANS LA NUTRITION.

Le sucre est une matière qui se trouve dans le règne animal et dans le règne végétal. Parmi les végétaux, diverses plantes ou racines en renferment de notables quantités (canne à sucre, betterave, carotte, racines de guimauve, bananes, caroubes), mais il faut arriver jusqu'à *Claude Bernard* pour découvrir le sucre chez les animaux. C'est cet éminent physiologiste qui trouva par d'ingénieuses recherches le sucre dans l'organisme animal et qui montra par diverses expériences que le foie fabrique du sucre. Il rechercha ensuite quelle substance se transformait en sucre dans le foie. A l'analyse chimique il découvrit une matière qui par ses réactifs se montra analogue à l'amidon végétal. *Rouget* lui avait donné le nom de zoamyline, Claude Bernard l'appela glycogène (γλυκυ substance sucrée, γενναω j'engendre). Pour lui c'était le générateur du sucre du foie. Il édifia alors la théorie suivante : le foie forme du sucre mais non directement ; il y a un intermédiaire entre les matériaux alimentaires reçus dans le foie par la veine porte : c'est le glycogène. Les cellules hépatiques réservent le glycogène, le décomposant ensuite en sucre suivant les besoins de l'organisme. Le sucre déversé dans le sang va servir à la nutrition des tissus. Claude Bernard compléta sa théorie en montrant que la fonction glycogénique du foie est sous la dépendance du système nerveux.

La quantité de glycogène du foie est très-variable ; elle dépend de l'alimentation. Par le jeûne prolongé le glycogène diminue beaucoup, il finit même par disparaître du foie. Par une alimentation abondante il s'accumule en grande quantité et peut s'élever à 10 % du tissu hépatique. Toutes les subtances, grasses, féculentes, azotées, concourent à la formation des réserves d'où naît le glycogène. Il faut donc reconnaître l'indépendance du régime alimentaire et de la fonction glycogénique. A l'état normal le sucre est entraîné par la circulation hépatique au fur et à mesure de sa production. Approximativement la sécrétion du sucre chez l'homme se chiffrerait de 5 à 600 grammes en 24 heures. Puisque le foie déverse dans le sang une grande quantité de sucre et que d'autre part la teneur en sucre du sang ne varie pas de 1 à 3 pour 1000, il faut admettre que le glucose est consommé au fur et à mesure de sa production. Si pour des causes diverses le sucre s'accumule dans le sang, il est excrété par l'urine et le diabète sucré se manifeste. Probablement, la destruction du glucose s'opère au sein des tissus au niveau des capillaires (le sang veineux étant un peu moins chargé en sucre que le sang artériel). De plus si l'on examine le sang provenant d'un muscle en contraction comme le masséter du cheval pendant la mastication, on voit que le sang veineux du muscle contient moins de sucre. Pendant cette période de travail, la quantité d'acide carbonique (CO_2) produite s'élève à 69.55 tandis qu'au repos elle est seulement de 20.4 ; par conséquent la combustion est trois fois et demi plus grande dans le muscle pendant l'état de travail que pendant l'état de repos. Si l'on dose (*Chauveau, Kauffmann*) les quantités de glucose disparues du sang du muscle pendant ces deux états, on constate une destruction de glucose égale à 0 gr. 408 dans le premier cas et à 0 gr. 121 dans le deuxième cas. Donc le muscle emprunte au sang 3 fois et demi plus de sucre durant son activité que pendant son repos. Il y a relation étroite entre la perte du sang en sucre et l'accroissement de combustion pendant le fonctionnement physiologique du muscle. Il est évident que le muscle consomme pour se contracter des substances hydrocarbonées (glucose) et que la matière sucrée est la source de la chaleur animale et de l'énergie musculaire. Le muscle ne consomme pas des matières albuminoïdes car dans ce cas l'excrétion de l'urée augmenterait après un exercice musculaire prolongé : il n'en est rien. *Fick et Vislicenus*, dans une ascension du Faulhorn, trouvèrent que la combustion des albuminoïdes couvrait à peine un quart de travail produit et que ce travail pour les deux tiers au moins ne pouvait avoir son origine que dans la combustion des substances hydrocarbonées. On peut considérer le muscle comme un appareil gorgé de glycogène à certains moments ; celui-ci se détruit en engendrant la force qui se manifeste à nous sous forme de travail utile et de chaleur. Le muscle ne subit pendant le travail qu'une usure relativement faible tandis que la combustion du glycogène ou du sucre dont l'élimination d'acide carbonique et d'eau par les voies respiratoires et perspiratoires donne la mesure, s'accroît parallèlement avec le travail produit. La destruction de l'albumine (matière azotée) n'est pas du tout proportionnelle à la combustion du glycogène facteur d'énergie.

Résumons brièvement les actes de la glycogénie animale :

1º Le foie produit le glycogène aux dépens des matières ou des réserves alimentaires très-variées. Le glycogène engendre le sucre organique dont la combustion (dédoublement en vapeur d'eau H2O et en acide carbonique (Co2) dans les vaisseaux capillaires est la source de la chaleur animale et de l'énergie musculaire.

2º Le sucre ordinaire ou saccharose apporté par l'alimentation subit dans l'intestin grêle une interversion qui le rend utilisable sous forme de glucose.

3º Chez l'animal sain, la proportion de sucre du foie, renfermé dans le sang à l'état normal, oscille entre 1 et 3 grammes par 1.000.

Les hydrates de carbone sont dès lors très haut placés dans l'échelle alimentaire et le sucre joue un grand rôle dans la nutrition.

Importance du sucre parmi les matières ternaires

La matière sucrée que la fonction glycogénique met à la disposition de l'organisme, nous pouvons la lui fournir en telle quantité qu'il conviendra par l'introduction du sucre ordinaire (saccharose) dans la ration. Sous cette forme il n'est pas alimentaire et est impropre aux échanges intestitiels de la nutrition. Mais la digestion dans l'intestin grêle le rend utilisable pour l'organisme. Dans cette partie du tube digestif un ferment découvert par Cl. Bernard : le ferment inversif le dédouble en deux sucres nouveaux : glucose et levulose qui sont assimilables et vont remplir dans le muscle le même rôle que le sucre animal. Nous sommes donc maîtres d'accroître pour ainsi dire à volonté la source de l'énergie musculaire. Le sucre ingéré presque instantanément par l'organisme produit chez celui-ci avec le moindre effort et la moindre dépense d'énergie, le maximum d'effet utile ; il résulte une épargne de l'utilisation des réserves et une économie dans la dépense de l'énergie physiologique nécessitée par la formation du glycogène aux dépens des graisses et des albuminoïdes. D'où la haute valeur du régime sucré tant au point de vue énergétique qu'au point de vue économique au sens physiologique du terme, d'où la haute portée de la consommation du sucre par l'homme.

L'observation nous montre l'homme se nourrissant dans les climats torrides et polaires d'aliments très différents au point de vue de leurs caractères extérieurs. Mais la chimie et la physiologie nous révèlent de très grandes analogies de composition entre ces aliments. L'analyse nous les montre presque exclusivement composés de substances non azotées : le sucre, les fruits et les légumes riches en fécule dans les pays chauds, les substances grasses dans les climats froids. Le nègre des plantations de canne vit presque exclusivement de sucre, les Arabes se nourrissent de quelques poignées de dattes. Le Lapon et l'Esquimau se nourrissent d'huile et de graisse et grâce à cette alimentation supportent les froids excessifs et fournissent de rudes travaux musculaires. Le directeur d'une usine à sucre des Indes néerlandaises rapportait à un voyageur que ses ouvriers fournissaient une somme énorme de travail, autorisés qu'ils étaient à consommer le sucre en quantité illimitée. Ce n'est pas seulement dans les régions polaires ou tropicales que les bons effets des matières non azotées se font sentir dans l'alimentation. Dans les régions tempérées des expériences ont été faites qui ont montré le lien étroit qui unit l'alimentation riche en carbone et en hydrogène avec la production, l'entretien de l'énergie et l'abolition de la fatigue.

Schumberg, médecin-major allemand, a constaté les bons effets du sucre dans les conditions suivantes : à la suite d'une fatigue exceptionnelle imposée aux hommes d'un régiment il fit donner à chaque homme du régiment, une ration supplémentaire de 30 grammes de sucre.

Le *Docteur Paasche*, lors de la discussion du budget au Reichstag, a demandé en se fondant sur les faits observés dans les régiments qu'une place plus large fut accordée au sucre dans le régime alimentaire du soldat.

Le *Docteur Leitenstorfer*, médecin-major à Metz, entreprit en 1897, sur des hommes d'un régiment, des expériences sur la valeur du sucre considéré comme aliment, comme producteur d'énergie. Nous n'entrerons pas dans le détail de ces expériences. « Elles ont établi, dit Leitenstorfer, l'influence favorable d'une addition journalière de 40 à 60 grammes de sucre à la nourriture du soldat. Cette influence s'est manifestée sur la capacité de travail des hommes, sur le nombre des pulsations et des respirations moindres chez les soldats au sucre que chez les soldats témoins. Il y a augmentation de poids du corps ». Leitenstorfer ajoute en outre : « 1° Les hommes ont consommé avec plaisir les doses de sucre qu'on leur a données. 2° Le sucre calme la faim et la soif. 3° Le sucre en raison de son assimilation rapide, agit très-promptement pour s'opposer à la fatigue et à l'épuisement ». Il préconise la consommation du sucre dans le café sous forme de miel, de marmelades de fruit, de mets féculents très sucrés.

D'autres médecins militaires allemands ont été conduits par leurs essais dans leurs régiments aux mêmes conclusions favorables que leur confrère de Metz.

Le capitaine bavarois *Steinitzer* tâcha de vérifier par expérience les questions suivantes : L'énergie musculaire est-elle notablement accrue par l'ingestion de sucre ? Après une grande fatigue, le sucre rétablit-il promptement l'énergie normale du corps ? La consommation du sucre peut-elle remplacer l'entraînement en vue d'exercices sportifs intenses ? Sous quelles formes le sucre peut-il se consommer le plus agréablement à doses élevées ? L'usage de fortes quantités de sucre présente-t-il des inconvénients ? Est-il accompagné de manifestations désagréables ?

C'est aux ascensions de montagne qui mettent en grande activité les muscles, notamment le muscle cardiaque, que M. Steinitzer s'est adressé pour accomplir son programme. Il exécuta diverses courses dans la montagne, escalada de nombreux pics (Ritterhon, Akre, Obermüdeljode, Bernina), en ne faisant usage pendant ces excursions que du régime sucré intensif, à l'exclusion d'aliments azotés (viandes). Il conclut de ses expériences (que le cadre de notre modeste travail ne nous permet pas de rapporter) qu'une alimentation sucrée abondante augmente notablement l'énergie musculaire, la durée de son action empêche toute fatigue après des efforts musculaires considérables. Elle influence favorablement l'activité cardiaque (le pouls restant sensiblement égal pendant les efforts de montée) ; le sucre restitue promptement l'énergie musculaire, une alimentation riche en sucre peut dispenser de l'entraînement en vue des exercices de sport. En ce qui regarde le mode d'ingestion du sucre c'est à la dissolution dans l'eau ou dans un thé léger que M. Steinitzer donne la préférence. Chaude ou froide la solution additionnée d'un peu de vin ou d'acide citrique se boit agréablement. Bien qu'habitué à un régime azoté, M. Steinitzer n'a jamais éprouvé la moindre sensation désagréable provenant de l'emploi du régime sucré.

D'intéressantes expériences, dues à un médecin anglais *Vaughan Harley* et aux physiologistes italiens *Mosso* de Gênes et le *Dr Paoletti* son collaborateur, sont venues, il y a quelques années préciser la relation qui existe entre la consommation du sucre, le mode et la fréquence d'ingestion de cet aliment et l'énergie musculaire. Harley et Mosso cherchèrent à déterminer la quantité de travail musculaire correspondant chez l'homme à l'ingestion directe du sucre de canne. Harley conclut : « que l'énergie musculaire est influencée par la nature des aliments et la période de digestion. La consommation de sucre accroît notablement le pouvoir musculaire.

En 1892 le professeur *Albertoni* montra que le sucre de canne, le glucose, la maltose exercent une influence marquée sur la circulation ; ils accroissent l'activité cardiaque.

Mossa reprit méthodiquement l'étude de l'action énergétique du sucre et les résultats de ses expériences sont unanimes pour démontrer l'influence considérable du sucre sur la contraction musculaire. Ils confirment les travaux de Chauveau et de Kauffmann sur le rôle du sucre dans le travail du muscle (expérience de la mastication chez le cheval). Le sucre, d'après Mosso, permet le maximum de travail quand on en ingère de petites doses (5 à 15 grammes) de 10 minutes en 10 minutes ; cela paraît être le meilleur mode de restitution au muscle de l'énergie perdue durant le travail.

Il faut maintenant mentionner les beaux travaux de *Grandeau* accompli avec l'aide de collaborateurs dévoués : *Leclerc, Ballavey, Alekan*, dans le laboratoire créé en 1878 par M. *Bixio* à la Compagnie Générale des Omnibus. Il fit des recherches sur les diverses rations qui produisent le plus de travail chez le cheval et conclut en disant : « que l'aliment essentiel de la production de l'énergie et du travail est la matière hydrocarbonée des éléments (amidon, sucre), l'azote devant entrer dans la ration de travail pour couvrir les pertes résultant de l'usure légère du muscle mais sans que la quantité que l'organisme réclame pour son entretien soit en aucune façon proportionelle au travail utile produit. »

En juillet 1898, Grandeau entreprit avec son collaborateur Alekan des recherches spéciales sur l'influence du sucre introduit à différentes doses dans la ration du cheval de service. Les résultats mettent en évidence les relations du sucre avec la production de travail et confirment absolument l'infériorité des matières azotées. Grandeau tire les conclusions suivantes : 1° Le travail maximum a été obtenu avec la ration la plus pauvre en matière azotée et la plus riche en matière hydrocarbonée.

2° Le travail produit a augmenté avec la valeur calorifique de la ration.

3° L'entretien du poids vif de l'animal a été assuré par les diverses rations ; les rations au sucre l'ont le mieux maintenu.

4° Une dose élevée de sucre dans la ration n'augmente pas la soif de l'animal, c'est avec la ration au sucre que la quantité d'eau bue a été la moindre.

5° Ces expériences montrent avec une netteté indiscutable, dans quelle proportion énorme peut varier la nutrition nutritive d'un animal sans porter préjudice à son entretien et à la somme d'énergie transformée en travail utile. C'est le cheval à la ration la plus azotée dont la

relation nutritive était 1/5.4 qui a produit le plus faible travail et c'est
le cheval à la ration sucrée qui a produit le plus fort travail alors que
la relation nutritive était de 1.22. »

« La conclusion générale de nos expériences, ajoute Grandeau, est la
démonstration rigoureuse de la haute valeur alimentaire de cette
substance. Elle est en accord complet avec les résultats des longues
et délicates expériences de M. Chauveau sur l'importante question du
rôle du sucre dans l'économie et dans l'alimentation. »

Voilà donc établie la haute valeur des substances hydrocarbonées
(sucre) dans l'alimentation. Ce sont elles qui fournissent aux muscles
l'énergie nécessaire pour leur contraction et leur travail. D'où il suit
que dans l'alimentation doivent entrer pour une large part ces
matières. Désormais si l'on veut fournir de rudes efforts musculaires,
point n'est besoin de se nourrir exclusivement de matière azotée
(viande) comme il y a peu de temps on le croirait encore, mais on
pourra s'adresser aussi aux substances ternaires, particulièrement au
sucre aliment de facile digestion.

Il a été fait cependant à l'emploi du sucre diverses objections.
L'usage du sucre produirait la carie dentaire, débiliterait l'estomac,
augmenterait la soif. L'observation attentive des faits et des expériences organisées pour vérifier ou infirmer ces assertions, ont
montré la fausseté de ces allégations. Le physiologiste *Tiedemann*
insistait en 1836 sur la superbe denture des nègres chargés de
recueillir la canne à sucre dans les plantations. A l'époque de ce
travail ils consommaient une telle quantité de canne que le propriétaire était obligé de réglementer minutieusement et sévèrement cette
consommation. *Moleschott*, *Ernst*, *Hahn*, ont cité des exemples
nombreux de personnes connues comme mangeant beaucoup de sucre
et parvenues malgré cela à un âge avancé avec des dents excellentes.
L'hypothèse de la transformation du sucre en acide lactique dans la
cavité buccale qui attaquait l'émail des dents a été détruite par des
expériences directes. (Sucker und seine Bedeütung *Jaensch*).
L'influence fâcheuse du sucre sur la fonction de l'estomac a été
réfutée par toutes les recherches des physiologistes sur la valeur
alimentaire du sucre. L'augmentation de la soif accompagnant
l'ingestion de quantités considérables de sucre n'existe pas. (Expérience de Grandeau, Leitenstorfer, Steinitzer).

Nécessité de généraliser l'emploi du sucre.

Il nous reste à tirer les conclusions de ce qui précède et à résumer
notre bref exposé : le glucose existe dans le sang ; c'est un aliment
essentiel pour la nutrition ; les hydrates de carbone jouent donc un

grand rôle dans l'alimentation. Parmi eux une matière est très précieuse parce qu'elle est très répandue, agréable au goût dont l'action sur l'énergie musculaire est incontestable, qui devient ainsi un aliment de premier ordre, de première valeur : c'est le sucre.

Proclamons hautement le rôle bienfaisant et important du sucre dans l'économie animale. La foule considère surtout le sucre comme un aliment de luxe, apanage des classes riches, comme un condiment agréable. Mais outre cette action condimentaire connue de longue date, il a une valeur bien plus considérable puisque c'est un aliment de première nécessité. Cela résulte surabondamment des faits, des observations, des expériences relatées plus haut. Il importe alors d'assurer se large diffusion afin que ceux qui ont à fournir de rudes efforts physiques (soldats, ouvriers), puissent en user largement et l'introduire dans leur alimentation journalière d'une façon constante et suivie. Un très sérieux obstacle s'opposait à la vulgarisation du sucre, celui de l'impôt exorbitant qui pesait sur lui (65 francs par 100 kilogr.) ; mais depuis quelques mois M. *Rouvier*, ministre des Finances, a fait adopter par le Parlement la taxe de 25 francs par 100 kilogr., dégrevant ainsi le sucre de 40 francs par 100 kilogr. Le kilogramme de sucre au lieu de se payer 0 fr. 90 à 1 franc le kilogramme se paiera 0 fr. 50 à 0 fr. 60. Nul doute qu'avec ce large dégrèvement, la consommation du sucre n'aille en augmentant pour le plus grand bien des classes ouvrières. Il est d'ailleurs nécessaire qu'il en soit ainsi pour une raison économique, pour que l'industrie sucrière ne subisse pas de crise. D'après la nouvelle loi adoptée au Parlement sur le régime des sucres, les primes à l'exportation sont supprimées. Il faut considérer le marché extérieur comme perdu. La France produisait 1.100.000 tonnes dont 600.000 allaient à l'étranger. Ces 600.000 tonnes vont rester pour compte aux sucriers et de ce fait l'industrie sucrière subira une crise dont il importe de rechercher le remède et qu'il faut prévenir s'il est possible. Ce remède paraît résider dans l'augmentation de la consommation qui doit suivre la détaxe opérée par M. Rouvier. En Angleterre, en 1873, époque à laquelle un droit de 7 fr. 44 par 100 kilos existait encore sur le sucre, la consommation s'élevait à 799.000 tonnes. Le droit ayant été supprimé en 1874, la consommation augmente progressivement et s'accroît de 50 % en 25 ans.

Elle était de :

1880	963.000 tonnes
1885	1.169.000 —
1890	1.268.000 —
1895	1.407.000 —

Espérons qu'il en sera de même en France et que notre pays suivra ses voisins d'Outre-Manche dans l'emploi progressif du sucre. L'Anglais actuellement consomme 40 kil. 5 de sucre par tête et par an, l'Américain 30 kil., le Danois 21 kil., le Français à peine 13 kil. Croyons que notre consommation par tête d'habitant augmentera dans de larges proportions et sans arriver à égaler la consommation anglaise, nous pouvons croire à l'absorption par nos compatriotes d'une plus notable quantité de sucre. Nous devons arriver à ce résultat et ce résultat sera obtenu quand on aura fait pénétrer dans le peuple ce qui a été avancé par des savants tels que Chauveau, Kauffmann, Grandeau, Harley, Mosso, ce qu'ils ont victorieusement démontré : que le sucre est un aliment très important à placer physiologiquement parlant, sur le même rang que la viande, le lait, le sel, principal producteur de l'énergie musculaire et de la chaleur animale, défatigant de premier ordre, soutien du muscle.

Alimentation sucrée chez les animaux

Autrefois la nourriture était donnée aux animaux d'une façon empirique et encore aujourd'hui dans le Midi on donne les rations au bétail selon d'antiques traditions peu en harmonie avec les études modernes. Telles denrées consacrées par un long usage entraient constamment dans la ration alimentaire (avoine, foin, paille), aucune proportion dans les doses n'était observée. Ce n'est que lorsque *Boussingault* appliqua la chimie à l'étude de l'alimentation que l'on constata la diversité des éléments qui entraient dans l'alimentation animale (carbone, azote, hydrogène, oxygène, phosphore, soufre, etc). Tous ces éléments sont renfermés sous quatre formes : matières albuminoïdes ou azotées, ou protéiques, ou quaternaires, matières non azotées, ou hydrocarbonées, matières grasses, sels. Dans une ration alimentaire administrée à un animal il faut que ces quatre sortes de matières soient renfermées, sans quoi l'organisme s'affaiblit et meurt. Boussingault mit surtout en lumière le rôle des matières azotées dans l'alimentation, aussi pendant un certain temps employa-t-on dans la nourriture des bestiaux surtout des subtances azotées sans tenir grand compte des substances ternaires. *Baudement* plus tard, étudia et donna une plus large place aux substances hydrocarbonées. De nos jours l'étude de l'alimentation rationnelle du bétail a été entreprise par *Pettenkofer, Wolf, Kühn, Zuntz, Lehmann* en Allemagne, *Müntz*, *Grandeau*, *Chauveau*, *Sanson*, etc., en France et il a été montré que les principes essentiels contenus dans les aliments avaient un rôle nettement défini : les matières azotées entretenant les organes et les tissus, les matières ternaires (sucre, graisses) fournissant l'énergie indispensable à la production du travail. De savants expérimentateurs mirent en lumière l'importance des matières hydrocarbonées, et sous leur influence on leur en donna une plus grande dans les rations alimentaires, la matière azotée constituant toujours la base de la ration. Pour fournir aux animaux ces matières ternaires, on a institué un mode d'alimentation qui, à l'heure actuelle, obtient un grand succès surtout dans les régions betteravières : l'alimentation sucrée du bétail. Pour fournir du sucre au bétail on s'est adressé au sous-produit des sucreries, à la mélasse. Dans nos régions méridionales, de temps en temps les agriculteurs donnent à leurs chevaux quelques sacs de caroubes, mais ce n'est que d'une manière intermittente qu'ils alimentent ainsi leurs animaux.

Nous allons étudier en détail maintenant l'alimentation sucrée chez les animaux.

Avantages des matières sucrées dans l'alimentation du bétail.

Le sucre d'abord est très-digestible. *Marcker*, au sujet de cette digestibilité, s'exprime ainsi : « **La plus haute valeur alimentaire doit nécessairement être attribuée aux principes extractifs** qui, à côté de l'équivalent calorifique élevé, ont cet avantage de ne demander pour leur digestion qu'un travail physiologique nul ou le plus faible possible. Sous ce rapport le sucre prime tous les autres composés hydrocarbonés. Soluble dans l'eau, il n'exige pas l'action des sucs digestifs dont la sécrétion entraîne une dépense de travail ou d'énergie pour l'organisme. De plus le sucre est diffusible et pénètre directement à travers les membranes du tube digestif dans le torrent circulatoire, tandis que les autres principes extractifs non azotés (amidon, gommes, pentosanes) doivent être profondément modifiés. Le sucre, à la faveur de son pouvoir osmotique élevé, arrive dans le temps le plus court au sang et y accumule une si grande quantité de subtances organiques que celle-ci ne pouvant s'oxyder complètement aux dépens de l'eau du sang, met à la disposition de l'organisme une provision notable de subtance destinée à l'accroissement des tissus, notamment à la provision de graisse. Les hydrates de carbone peu digestibles et l'amidon lui-même, prennent part d'après

Kellner à la formation de méthane dans l'intestin tandis que le sucre très-rapidement diffusible échappe entièrement à cette transformation et sert entièrement à la production organique. Ainsi, s'explique la valeur extrêmement élevée du sucre pour la production de la graisse qu'a mis en évidence le grand développement de l'emploi de la mélasse dans l'alimentation du bétail. Ce ne sont pas d'ailleurs les seuls résultats de l'alimentation à la mélasse qui ont révélé cette influence. Le sucre consommé par l'homme est connu depuis longtemps comme un générateur de graisse et c'est la subtance dont on restreint ou supprime le plus sévèrement l'usage dans le régime des personnes atteintes d'obésité. »

Duclert et *Sénequier* ont étudié la digestibilité du glucose chez les lapins. Ils se sont demandés quelle était la quantité maximum qu'un lapin pouvait absorber sans produire de lésions du tube digestif. De leurs expériences ils ont conclu que le glucose est entièrement digéré, ne passe ni dans les urines ni ne reste dans les fèces s'il n'est pas distribué en proportions excessives. Les faibles doses de 10, 15, 20 grammes sont entièrement absorbées : celles de 50 grammes sont aussi totalement utilisées et on ne retrouve après leur ingestion pas de sucre ni dans les urines, ni dans les fèces. Ce n'est que si la quantité d'hydrate de carbone s'élève à 75 grammes et à *fortiori* à 100 grammes que l'on observe des lésions du tube digestif. Le sucre de canne a donné des résultats comparables à ceux obtenus par le glucose. Il en résulte que l'homme et les espèces animales de trait (chevaux, bœufs) peuvent absorber de fortes doses sucrées sans inconvénient.

Les mêmes auteurs ont recherché l'influence du glucose sur la digestibilité des matières proteiques. D'après l'opinion admise il résulterait que les hydrates de carbone faisaient fléchir cette digestibilité. Ainsi *Sshultze* et *Maercker* distribuant à des moutons, par tête et par jour, 800 grammes de foin et 250 grammes d'amidon, ont vu la digestibilité de la proteine du foin tomber de 54 à 32 % soit 22 % de la proteine digestible. Ces résultats étaient-ils les mêmes pour le glucose. Par des expériences rigoureusement conduites, les deux professeurs de l'Ecole d'agriculture de Montpellier ont prouvé que le glucose ne diminue pas la digestibilité de l'albumine quand il n'est pas en quantité excessive dans la ration.

L'influence du sucre sur la digestibilité des autres principes auxquels il est associé dans la ration a été étudiée par *Grandeau*. Déprime-t-elle ou augmente-t-elle la digestibilité ? Grandeau assure que le sucre, loin d'exercer une action déprimante sur la digestibilité des autres matières de la ration, a plutôt favorisé l'assimilation des divers principes immédiats du fourrage. Le sucre était donné en assez grande quantité (2 kil. 500 par cheval).

Voici les résultats obtenus par Grandeau :

Principes nutritifs de la ration

	Ration maïs et paille seule	Ration maïs paille et sucre
Cellulose	47.06	43.65
Amidon	98.00	99.70
Autres substances indéterminées (pertosanes)	16.70	50.40
Matières azotées	61.14	65.99
Matières organiques totales	71.95	78.40

L'emploi du sucre dans l'alimentation du bétail est justifiée encore par son action hygiénique et thérapeutique :

Curot, dans une remarquable étude intitulée : « Contribution à l'étude de l'alimentation mélassée », signale ce rôle favorable sur les affections respiratoires. Il indique les avantages précieux de ce régime pour les animaux poussifs, l'observation ayant montré depuis longtemps l'efficacité des matières sucrées dans le cas d'emphysème pulmonaire.

Trasbot recommandait il y a longtemps, l'introduction des mélasses dans l'alimentation du cheval pour combattre la pousse.

« La mélasse, dit cet auteur, facilite la respiration, régularise le rhythme respiratoire, donne aux animaux un poil brillant avec les apparences de la santé.

M. Cornevin déclare que la mélasse n'agit pas seulement comme aliment, mais que c'est aussi un véritable agent thérapeutique efficace dans le cas si commun d'altération du rhythme respiratoire appelé pousse.

Leroux signale le rôle bienfaisant de la mélasse dans la guérison et le soulagement des chevaux emphysémateux.

M. Mannechez, vétérinaire à Arras, a démontré combien l'alimentation au fourrage haché, additionné de mélasse, agit favorablement sur les chevaux poussifs. *M. Decrombecque* fait la même observation. *M. Dechambre* cite les avantages résultant de l'emploi des matières sucrées dans le régime hygiénique et thérapeutique des chevaux emphysémateux.

Curot insiste sur le rôle préventif du sucre dans les affections intestinales. Cette action reconnaît pour causes d'après lui « l'augmentation de l'appétence et du pouvoir digestif, l'action légèrement stimulante et laxative évitant l'atonie du tube digestif et les affections intestinales (entérite).

John Stewart dit que *M. Black*, vétérinaire au 11ᵉ dragons légers, ayant donné à plusieurs chevaux des rations sucrées, a obtenu sur eux de bons effets.

Jœrtz, agriculteur allemand, a remarqué chez ses chevaux qui, auparavant, malgré une alimentation intensive, avaient un mauvais poil, un aspect désagréable, et étaient fréquemment sujets aux coliques qu'après l'introduction de la mélasse dans leur ration, ils prennent un aspect extérieur excellent et leurs coliques disparaissent.

M. Carola, rendant compte de l'emploi du pail-mel (mélange de paille hachée et de mélasse) chez les chevaux de M. Lambert à Tourry, enregistre le bon état de leur santé et note n'avoir jamais constaté de coliques.

M. Lavalard, administrateur à la Compagnie général des Omnibus, a relaté dans une communication faite au Congrès de l'Alimentation rationnelle de bétail, l'emploi de la mélasse-tourbe donnée à près de 1.500 chevaux. « Jusqu'à ce jour, dit-il, nous avons constaté que le nombre des coliques avait très sensiblement diminué et qu'il n'y avait aucun cas de diarrhée. »

La section d'agriculture de la fédération de Göttingue reconnaît qu'avec l'emploi de la tourbe-mélasse, l'état général du cheval (force musculaire, énergie au travail, santé), non seulement reste parfait mais que le poil devient meilleur et plus brillant, qu'en outre chez les chevaux sujets aux coliques et aux indigestions les cas deviennent plus rares et plus bénins, voire même finissent par disparaître complètement.

Le professeur allemand *Albert* note que la mélasse excite l'appétit chez les animaux, que la qualité des viandes n'est en aucune façon influencée défavorablement par l'introduction de la mélasse dans la ration (bœuf). Chez le porc l'influence de la mélasse est tout à fait favorable sur la viande.

A la *sucrerie de Gührau* (Allemagne), on a noté aussi les avantages du régime mélassé dans l'alimentation des chevaux (1895-1896). Les chevaux de l'exploitation reçoivent leur ration ordinaire d'avoine et de fèverolles dans laquelle 500 grammes du mélange sont remplacées par 1 kilogramme de tourbe mélassique. Les chevaux se montrent avides de cette nourriture. Les coliques deviennent rares. Les chevaux qui y étaient sujets se trouvaient mieux de ce régime. Sous l'influence de la tourbe mélassique, le poil s'est de beaucoup amélioré ; les chevaux de culture ont le poil lisse, beaucoup d'appétit. Pendant les durs charrois de betterave à l'automne et à l'hiver on a porté à 1 kil. 500 la dose de tourbe mélassique. (Grandeau).

Dans les *instructions de l'armée allemande* pour la nourriture des chevaux de service, on remarque ces lignes : « Comme la tourbe mélassique augmente l'appétit, stimule la digestion, il est particulièrement recommandé de donner la tourbe mélassique après les manœuvres d'automne pour prévenir les coliques. »

Dans les cavaleries importantes, les statistiques prouvent que le taux de la mortalité due aux coliques a baissé sous l'influence du régime mélassique dans de très fortes proportions 40 % (*Curot*).

Curot met en lumière l'action avantageuse du sucre sur le système pileux (poil luisant, soyeux), l'action des matières sucrées favorisant l'appétence et la digestion. « La mélasse, écrit-il est l'aliment de choix pendant la période de convalescence des maladies internes graves où l'atonie du **tube digestif** détermine une inappétence plus ou moins marquée. **Dans les affections des premières voies** respiratoires (angine), la mélasse employée comme succédané du miel peut jouer un rôle utile dans le processus de guérison.

« Le sucre, dit *Vivien*, permet de compléter l'alimentation du bétail, il apporte l'élément digestif tout en excitant l'appétit chez les animaux, il supplée au manque de nourriture et permet de faire consommer les fourrages avariés. Il a été reconnu que les animaux vidaient complètement leurs mangeoires quand on ajoutait du sucre à la nourriture avariée, a fortiori à la nourriture saine ; ce fait démontre les propriétés du sucre, il excite l'appétit, il facilite la digestion tout en nourrissant. »

Terminons cette revue en produisant l'avis de *Wagner* qui relate les faits avancés par *Voigt*, vétérinaire de Berlin. On a expérimenté la nourriture mélassée (mélange de farine de coco et de mélasse) sur 16 chevaux d'omnibus plutôt maigres. On leur donne d'abord 5 kilogs de mélasse. Diarrhée d'abord. La dose est abaissée à 2 kil. 500. Plus rien. Le régime augmentait l'appétit surtout chez les animaux se nourrissant mal. Par des pesées hebdomadaires on constata que le poids des animaux augmentait rapidement. Chez aucun il ne diminua. Les indigestions et les coliques disparurent. Les chevaux avaient beau poil, bel aspect, grande vigueur, si bien qu'on décida de soumettre au même régime les 850 chevaux de l'exploitation. La mélasse paraît favoriser la digestion des autres éléments, elle augmente l'appétit.

Non seulement le sucre est un puissant facteur d'énergie musculaire, aliment très hygiénique doué de propriétés thérapeutiques importantes mais encore il joue un grand rôle dans l'engraissement des animaux et il est très favorable à la production de la graisse. Cette propriété de pousser à l'engraissement a naturellement attiré l'attention des éleveurs et des professeurs, aussi allons-nous reproduire l'opinion de certains d'eux qui nous permettra d'établir cette assertion.

Marcker et *Zimmermann*, plus récemment encore *Marcker* et *Albert*,, montrèrent toute l'influence du sucre sur la production de la graisse chez les animaux par d'importantes expériences.

Grandeau déclare que pour l'engraissement des animaux la mélasse possède une valeur maximum à la condition expresse que la ration contienne des quantités suffisantes de matière azotée.

Sanson a noté une augmentation de poids vif pour les génisses, avec de la mélasse incorporée dans la ration.

M. Mallèvre dit que les essais faits sur l'alimentation des porcs par la mélasse ont prouvé l'amélioration de la qualité de la viande et la fermeté plus grande du lard.

Pour *Dechambre* la mélasse donnée aux moutons fait acquérir à la ration une plus grande digestibilité.

Dickson et *Malpeaux*, à l'Ecole pratique de Berthonval (Pas-de-Calais), ont fait des essais précis sur la valeur nutritive de la mélasse. Ils les ont fait porter sur des chevaux, des moutons, des porcs, des génisses, des vaches laitières. Sous l'influence du régime mélassique, les moutons ont augmenté de poids, ainsi que les porcs, ceux-ci dans de très larges proportions. De même cette alimentation fut très favorable aux génisses. Pour les vaches laitières, le résultat parut moins concluant. Pour les chevaux, l'avoine peut être remplacée par la mélasse. Les bêtes conservent le même régime et semblent prendre de l'embonpoint.

M. Rolland signale un engraissement de bœufs avec de la pulpe arrosée de 2 kilogrammes de mélasse et un engraissement de moutons à la pulpe plus 300 grammes de mélasse par tête. L'engraissement est plus rapide qu'au tourteau et la viande irréprochable.

A la sucrerie *de Gührau* on a donné en 1895-1896 aux bœufs 2 kilogrammes de tourbe mélassique. Cette dose a été très bien tolérée. Les animaux se sont parfaitement maintenus en bon état et ont une excellente allure. Le jeune bétail qu'on veut engraisser reçoit avec profit 1 kil. 500 de tourbe mélassique par jour et par tête. Les vaches laitières reçoivent en addition à la ration 2 kilogrammes de tourbe mélassique. La traite et le croît ont été particulièrement satisfaisant à ce régime et les animaux sont en parfait état.

M. Guttmann possesseur d'une vaste exploitation à *Rubœschnœ* en Silèsie (Allemagne), qui pratique l'egraissement du bétail sur une vaste échelle, engraissa 940 bœufs destinés à la ville de Moscou. La durée de l'engraissement n'a pas dépassé 90 jours. Dose 5 kil. de mélasse

« Par le régime mélassique, expose *Curot*, on diminue la période d'engraissement. Cette alimentation permet en outre pour le moteur (bœuf) de travailler dans de bonnes conditions, de se maintenir en état, d'être livré avantageusement à la boucherie si un accident quelconque vient interrompre sa carrière de moteur ; enfin, de s'engraisser rapidement quand cette carrière est interrompue à propos ». Plus loin, Curot ajoute : « L'alimentation mélassique est à la fois un puissant facteur d'amélioration tant au point de vue de l'engraissement que de l'entretien de la lactation, le meilleur remède préventif contre nombre de maladies et accidents dus à l'usage de tourteaux, pulpes, drêches avariées et constitue surtout une somme de gros Bénéfices pour l'éleveur. »

Etude sur la mélasse.

La mélasse est le sirop provenant du traitement du dernier liquide dont on ne peut plus extraire du sucre par cristallisation. Sortant des appareils sans aucune addition d'eau, ce sirop marque 45 degrés à l'aréomètre Baumé ; il renferme de 16 à 19 % d'eau et 81 à 84 % de substance sèche. Mais dans la plupart des cas, l'eau employée pour laver les vases, dilue légèrement la mélasse brute qui marque alors de 42 à 43 degrés Baume. La teneur des mélasses en sucre varie de 43 à 53 %. Les mélasses françaises en renferment de 44 à 45, les mélasses allemandes jusqu'à 52 ou 53 %.

Si la mélasse est consumée, il reste des cendres 9, 10 °/₀ consistant en carbonate de potasse, de soude, associée à de petites quantités de sels de chaux, de chlorure, de sulfates et de faible quantité d'acide phosphorique.

Voici le résultat de quelques analyses de mélasse :

D'après *Grandeau* :

	I	II	III
Eau p. %	25.06	19.79	26.55
Sucre total	45.05	47.23	45.65
Matières organiques	20.95	23.08	18.11
Matières minérales	8.99	9.90	9.69

D'après *Saillard* :

Extrait	73 %
Sucre	44 %
Cendres	10 %
Matières organiques	19 %

D'après *Dickson* et *Malpeaux* :

Sucre cristallisable.............	46 %
Cendres	9.45
Matières azotées...............	11.56
Autres matières organiques....	6.19
Azote total....................	1.85
Dont azote nitrique............	0.20
Eau	26.80

D'après *Garola* :

Eau	19.9 %
Matières minérales.............	11.8
Amides	11.7
Sucre	45.7
Matières indéterminées........	10.9

Nous avons dit que la mélasse après combustion donnait des cendres.

Analyse des cendres

Grandeau d'après les recherches de *Stammer* :

	I	II	III
Acide carbonique........	28.90	27.94	28.70
Silice	0.02	0.17	»
Acide sulfurique.........	1.33	1.52	1.41
Chlore	6.05	8.16	6.97
Acide phosphorique......	0.57	0.55	0.17
Oxyde de fer............	0.30	0.18	0.14
Alumine	0.17	0.11	0.53
Chaux	5.04	3.60	3.12
Magnésie	0.18	0.10	0.18
Potasse	51.72	47.67	50.38
Soude	8.00	11.43	8.29

D'après *Saillard* :

Potasse	53 %
Soude	7.6
Chaux	1.5
Magnésie	0.4
Fer alumine..................	0.30
Acide phosphorique............	0.01 0.05
Chlore	3.35

D'après l'analyse des cendres on voit que celles-ci renferment une quantité élevée d'alcalis (potasse, soude). Ces sels de potasse et de soude ont un effet purgatif et laxatif bien connu. Il ne faudra pas donner aux animaux de trop fortes doses de mélasse. Nous reviendrons d'ailleurs sur cette action un peu plus loin.

La mélasse à côté de sa teneur élevée en sucre contient des matières azotées. On pourrait en déduire que la valeur de la mélasse comme aliment est supérieure à celle des matières sucrées seules puisqu'elle renferme et matières hydrocarbonées et matières azotées. Mais *Girard* a démontré qu'il fallait établir une distinction importante suivant les différentes combinaisons de l'azote dosé dans les mélasses. Il ne faut point rattacher l'azote total dosé dans les mélasses à l'azote albuminoïde mais en très grande partie au groupe amides. Ces derniers corps ont au point de vue alimentaire une mince valeur tandis que l'azote des albuminoïdes en possède une très élevée. Or, l'azote albuminoïde est en quantité très faible dans les mélasses tandis que l'azote des amides est au contraire en quantité très élevée. D'où il résulte que comme aliment azoté la mélasse a une valeur presque nulle ; elle ne doit entrer dans la ration que comme aliment hydrocarboné et en cette qualité elle a une supériorité incontestable.

L'azote se trouve dans les mélasses sous quatre formes : azote albuminoïde, azote ces amides, azote nitrique, azote ammoniacal. Des Des analyses ont été menées pour doser chaque forme d'azote : en Autriche par *Stift* en Bohême par *Andrelich*, en Pologne par *Kovalski* et *Dorant*. Il résulte que dans le dosage de chaque qualité d'azote (azote albuminoïde ne figure que 1 %.

Pour *Grandeau* la mélasse contiendrait pour 100 :

Azote total...................................... 1.64
Azote non proteique (amides)............... 1.52
Azote albuminoïde........................... 0.12
Albumine précipitable par le tannin.......... 0.75

Pour Saillard, la mélasse considérée au point de vue alimentaire peut se ramener à cette composition :

Azote albuminoïde........................... 0.12 %
Extractif azoté, hydrate de carbone.......... 63 %
Cendres .... 10 %

Ne considérons pas la mélasse comme aliment azoté, mais bien comme un aliment hydrocarbone, puisque la quantité de protéine digestible renfermée chez elle est très faible. Dans la pratique, dans les rations administrées à un animal, où la mélasse entrera, on ne tiendra compte que de sa teneur en hydrates de carbone, en négligeant complètement sa teneur en matière azotée.

Cendres. — Les cendres renferment de notables quantités de sels résultant de la combinaison de bases alcalines (potasse, soude) avec des acides organiques (malates, tartrates, citrates) ou minéraux (sulfates, chlorures).

Dans les tableaux des analyses que j'ai donnés précédemment on remarquera la prédominance de la potasse, *J. Sanson*, au congrès de l'amélioration rationnelle du bétail de 1902, fit remarquer que la teneur des mélasses en sels de potasse variait beaucoup suivant la provenance des betteraves. Ainsi la mélasse provenant de la sucrerie de Bourdon (Puy-de-Dôme), serait plus riche en potasse que celle provenant des sucreries du Nord, le sol de la Limagne étant plus riche en potasse. *M. Mir* dans le même Congrès signalait la différence de dosage des sels de potasse entre les mélasses de sucrerie et de raffinerie. *M. Thubé* dans la même séance, affirmait la teneur variable en sels potassiques des mélasses et dans une lettre parue dans le compte-rendu au Congrès, il disait : « Il faut distinguer les mélasses provenant : 1° des sucreries, 2° des raffineries de sucre de betteraves, 3° des raffineries de sucre de canne. Les mélasses de sucrerie renferment 12 % de sels de potasse, celles de raffinerie de sucre de betterave 10 %, celles de raffinerie de sucre de canne 6-7 %. Il s'agit de mélasses à 40° Baumé. »

Le sucre contenu dans les mélasses varie suivant qu'elles sont des mélasses de canne ou de betterave. La quantité renfermée dans les mélasses de canne varie de 64 à 67 %. Dans les mélasses de betteraves, elle varie de 46 à 49 %. Dans les premières on rencontre du glucose (levulose, dextrose) en forte quantité (sucres réducteurs 27.6 %, sucre cristalisable 35. (*Prinsen Geerlings*). Dans les secondes on ne rencontre que du saccharose (saccharose 46 %, glucose 0.%). *Dickson* et *Malpeaux*.

A quelles doses peut-on administrer la mélasse? A quelles espèces animales peut-on la donner ? La mélasse peut servir dans la nourriture des bœufs, des chevaux, des porcs, des moutons, des vaches.

Dechambre indique les doses suivantes :

Pour les porcs et les petits ruminants : 4 à 500 grammes ;

Pour les grands ruminants : 4 à 5 kilogrammes ,

Pour les chevaux de gros trait lent : 5 kilogrammes ;

Pour les chevaux de trait rapide : 2 kil. à 500 ;

Grandeau préconise les quantités ci-après

Bœufs à l'engrais par 1.000 k. de poids vif, en été 4 kilogrammes, en hiver 6 kilogrammes. Il faut être prudent dans l'application de cette dose maxima à cause de certains accidents qui pourraient se produire et que nous signalerons plus bas.

Moutons à l'engrais : 250 grammes ;

Brebis mères : 125 grammes ;

Pour les brebis en gestation, l'emploi de la mélasse n'est pas préconisé.

Chevaux : 1 kil. 500 à 2 kilogrammes ;

Bœufs de travail : 1 kil. à 2 kil. par 1.000 kil. de poids vif.

Vaches laitières : 1 kil.

Ne pas l'administrer quand l'animal est près du vêlage, la parturition primaturée s'étant produite chez les vaches soumises à cette alimentation.

Saillard donne aux :

Bœufs à l'engrais : 4 à 6 kilogrammes ;

Bœufs de trait : 3 à 4 kilogrammes ;

Chevaux : 2 kil. 500 à 3 kil. 500 ;

Vaches laitières : 2 kil. 500 ;

Moutons à l'engrais : 0 kil. 250 ;

Brebis mères : 0 kil. 125 ;

En résumé on pourra donner sans crainte aux :

Bœufs à l'engrais : 4 à 5 kil. de mélasse ;

Bœufs de travail : 2 à 3 kilogrammes ;

Chevaux de trait : 1 à 2 kilogrammes ;

Vaches laitières : 1 kilogramme ;

Porcs : 300 à 400 grammes ;

Moutons : 100 à 200 grammes.

Nous avons parlé d'une façon incidente et sans nous appesantir de certains accidents pouvant survenir si l'on force les doses de mélasse. Ils méritent d'être pris en considération. Toutefois aux doses indiquées, nulle crainte de les voir apparaître ; ce sont des doses minima que j'ai fait connaître et même en les augmentant modérément il serait très-rare de voir se produire des accidents. Mais si l'on fait usage du régime mélassé intensif, il faudra prendre garde et craindre les accidents dont nous allons parler. Si on les constate, les doses devront être diminuées tout de suite, ramenées à la normale. Ainsi disparaîtront tous ces méfaits.

Avec le régime mélassé intensif, d'après *Marcker* et *Albert*, il pourrait se produire une action néfaste sur le système osseux. Ces deux auteurs, à la suite des hautes doses de mélasse, auraient vu survenir du ramollissement des os. Pour parer à cet inconvénient, Marcker et Albert ont donné le conseil aux éleveurs d'ajouter aux rations mélassées 50 grammes de phosphate par tête de bétail, car d'après-eux la cause des accidents serait due au peu d'acide phosphorique et de chaux que renfermerait la mélasse. Par le sucre qu'elles renferment les mélasses forment dans l'appareil digestif des acides : ces acides abaissant l'alcalinité du sang peuvent dissoudre le phosphate de chaux des os. Néanmoins, jamais en France on n'a signalé de cas pareils. Grâce à l'emploi judicieux des rations sucrées, grâce aux conseils donnés par les professeurs et les savants, jamais cette action défavorable sur le système osseux n'a été observée. Toutefois il est bon de connaître cette particularité afin de ne pas exagérer les doses et de se garer de tout mécompte.

A plusieurs reprises déjà, j'ai signalé la teneur en potasse de la mélasse, teneur assez élevée. Elle renferme en assez grande quantité des malates, citrates, tartrates de potasse et de soude. Si l'on administre des doses élevées de mélasse, on risque de voir se manifester des désordres portant sur l'appareil urinaire et sur l'appareil digestif. Il peut se produire une congestion rénale se traduisant par de la polyurie. Puis sous l'influence permanente de la cause irritante, cette congestion rénale bénigne, peut se traduire en un temps plus ou moins long en néphrite aiguë. L'action nocive se manifeste plus tard sur l'appareil digestif. Il se produit de la diarrhée qui cesse, si on ramène la dose de mélasse à de raisonnables proportions. Mais si on continue à pratiquer le régime mélassé intensif, les sels de potasse et de soude finissent par produire des effets de super-purgation et de la gastro-entérite. Cette action sur les deux appareils a été très bien étudiée par *Curot* en France, par *Lydtin*, *Feldtz*, *Voigt* en Allemagne. Curot qui a observé expérimentalement cette action sur une centaine de chevaux, a posé quelques règles bonnes à connaître, aptes à guider les éleveurs dans la connaissance des faits signalés : « La congestion rénale, déterminant la polyurie, observée sur tous les sujets en expérience, se manifeste dès le début du régime mélassique (4 à 10 jours). L'action irritante sur l'appareil urinaire est bien due à la présence de sels de potasse et de soude. Si l'on cesse la nourriture mélassée, les symptômes observés disparaissent. L'absence des symptômes graves (hématurie, albuminurie) reconnaît le peu de durée des expériences (30 jours), l'action nocive résultant de l'action médicamenteuse n'ayant pas pu dans ce laps de temps, se produire. La diarrhée ne doit pas être considérée au point de vue de la détermination de la dose maxima, que comme un symptôme secondaire à manifestation tardive et irrégulière. La diurèse observée sous le régime mélassique est le véritable type pathognomonique de l'intolérance. »

Hâtons-nous de dire, que tous ces effets nocifs ne se produisent qu'avec des doses élevées de mélasse. Aux doses indiquées plus haut, pareils accidents ne sont point à redouter. Nous pouvons, ici, invoquer le témoignage probant et autorisé de *M. Grandeau*, qui, depuis trois ans ou quatre ans, se livre à des expériences sur l'alimentation mélassée du bétail et n'a jamais observé de cas semblables. De même, à la Compagnie Générale des Omnibus Parisiens, où l'on fait usage sur une large échelle des fourrages mélassés.

« Dans aucune de nos expériences, dit Grandeau, sur les fourrages mélassés, nous n'avons constaté d'action laxative due à la mélasse. Les sels alcalins, que renferme la mélasse (1 kil. 500 à 2 kil. par jour) sont sans dangers, ni inconvénients. Que l'ingestion de mélasse à des doses supérieures à celles-là, chez les animaux d'un poids vif de 500 kilogrammes environ, soit nocive, amène des affections rénales et de la polyurie, rien d'étonnant, mais dans la pratique, on n'arrive guère à dépasser les doses de mélasse que nous avons introduites avec le plus grand succès dans le régime alimentaire de la Compagnie des Omnibus. »

Dans la substitution du régime mélassique à tout autre régime alimentaire, il faudra, avant d'atteindre les doses indiquées, procéder par doses successives et progressives. De prime abord, on ne doit pas donner la dose maxima fixée. Ainsi, chez un cheval de poids moyen (5 à 600 kil.), on peut aller sans inconvénient jusqu'à 2 kil., mais cette dose ne doit pas être administrée du premier coup. Il importe que l'organisme puisse s'acclimater, n'être pas surpris par le nouveau régime. L'accoutumance, d'ailleurs, se fait vite. En consultant l'état de l'animal, surtout de ses déjections (urines, fèces), on n'aura à redouter aucun accident résultant de l'emploi de la mélasse. Tel animal pourra supporter des doses plus fortes, tel autre se contentera de doses normales et si chez lui la ration mélassée est forcée, pourront apparaître les effets diurétiques et purgatifs signalés par Curot. C'est affaire de tolérance individuelle. Les doses que j'ai fixées l'ont été d'après les observations d'agriculteurs consciencieux, de professeurs remarquables. Jamais, soit dans les exploitations dirigées par les uns, soit dans les expériences instituées par les autres, ils n'ont obtenu de mauvais résultat.

Emploi de la mélasse.

Avant d'examiner sous quelle forme la mélasse doit être administrée, nous devons, pour convaincre nos lecteurs, exposer un rapide historique de l'emploi de la mélasse, puis citer des exploitations où les rations sucrées sont données d'une façon suivie pour la plus grande satisfaction de leur propriétaire. Mieux peut-être que toutes les affirmations scientifiques, mieux peut-être que toutes les études, toutes les expériences, convaincrons-nous ainsi nos agriculteurs des avantages de cette alimentation. Nous sortons ici des domaines théoriques purement spéculatifs, pour entrer en pleine pratique.

En 1829, déjà *Bernard* fabricant de sucre, signalait les bons effets de la mélasse diluée à 20° Baumé, employée avec la paille hachée pour l'alimentation des chevaux, bœufs, vaches et moutons.

En 1875, dès que le sucre fut degrevé de droits en Angleterre, les éleveurs anglais commencèrent à utiliser le sucre dans la ration des animaux, mais auparavant des éleveurs du comté ds Leicester, avaient, en 1875, employé la mélasse. Plus tard, vers 1861, il y eut en Angleterre une abondante récolte de pommes. Dans la même contrée, on mélangea ces fruits à la mélasse et les animaux engraissaient rapidement. D'ailleurs le marc de pomme additionné de mélasse constitue une très bonne nourriture ainsi que l'a démontré M. *Sarrasin de Mesbrecourt*, il y a plus de 20 ans.

Decrombecque employait, dès 1860, de la mélasse comme nourriture pour les chevaux.

M. Tétard, bien avant la guerre de 1870, employait 500 grammes de mélasse par jour et par bœuf, ajoutés dans les mélanges de nourriture.

En Angleterre, les cultivateurs, donnent maintenant la mélasse comme ration journalière à leurs bestiaux et s'en trouvent fort bien au triple point de vue de l'engraissement, de l'entretien, de la lactation.

M. Cranney en 1875, fabricant de sucre à Erchen (Somme), fit usage de la mélasse pendant 5 mois et la donna à 15 chevaux. Ceux-ci se portèrent bien et fournirent du travail.

Depuis lors l'emploi de la mélasse s'est vulgarisé. Chez les Allemands, la mélasse est couramment employée pour la nourriture des bestiaux. En France, le mélasse était employée par d'avisés éleveurs depuis longtemps, mais son usage ne s'est généralisé que depuis une dizaine d'années et *Grandeau*, avec *Dickson* et *Malpeaux*, ont les premiers attiré l'attention des éleveurs et des cultivateurs français sur l'intérêt et les avantages qu'il y aurait à répandre ce mode d'alimentation. Actuellement, les rations mélassées sont employées tant en Allemagne qu'en France avec succès.

M. Gnttmann, propriétaire de la ferme de Rubœschnœ, emploie depuis 10 années la mélasse sur une échelle véritablement gigantesque. Il entretient dans son exploitation 500 à 600 bœufs de travail et plus de 300 chevaux. Tous ces animaux consomment la mélasse, aliment qu'il proclame supérieur à tous les autres au point de vue de la production de l'énergie. Il a donné de fortes doses à son bétail jusqu'à 6 kilogrammes pour les bœufs à l'engrais. Il n'a jamais signalé d'accident.

Au mois de novembre 1901, M. Nicolas, propriétaire du domaine d'Arcy-en-Brie, résolut d'introduire la mélasse verte dans l'alimentation de son nombreux bétail. Il exécuta ce dessein à la suite d'une visite rendue à *M. Léon Martin*, d'Ermenonville. Chez celui-ci, les animaux étaient nourris exclusivement de paille hachée, de son, de remoulage, de mélasse et d'eau. Depuis un an, ils n'avaient point tâté d'avoine. Ils étaient superbes, en parfait état et se montraient friands de cette alimentation. C'est alors que convaincu des avantages du régime mélassique, M. Nicolas commença à donner de la mélasse à ses 38 chevaux de culture et à ses 12 bœufs de labour. Ces animaux ne firent aucune difficulté pour accepter leur nouvelle provende et la mangeaient avec avidité.

Avant l'emploi de la mélasse, la ration des chevaux d'Arcy était la suivante :

15 litres d'avoine à 8 francs l'hecto.......	1 fr. 20
2 kil. son à 13 fr. 50 l'hecto.............	0 27
8 kil. foin à 6 francs l'hecto.............	0 48
6 kil. paille à 4 francs l'hecto...........	0 24
Prix de la ration totale.............	2 fr. 19

A partir du 9 novembre 1901, voici la ration mélassée donnée aux animaux :

6 kil. de bottes de blé ou paille hachée à 4 francs les 100 kil....................	0 fr. 24
6 kil. son et remoulage à 13 fr. 50 les 100 kil................................	0 81
1 kil. 500 mélasse à 7 francs les 100 kil...	0 10
6 kil. paille de blé servant aussi de litière à 4 francs les 100 kil...................	0 24
6 litres eau.	
Coût de la ration...................	1 fr. 39

Soit en faveur de la dernière ration une différence de 0 fr. 80 par cheval et par jour.

Pour les bœufs, avant l'introduction de la mélasse, on leur donnait :

25 kil. de betterave à 20 francs les 1.000 kil.	0 fr. 70
2 kil. son à 13 francs les 100 kil..........	0 27
2 kil. 500 foin à 6 francs les 100 kil......	0 15
2 kil. tourteaux à 15 francs les 100 kil....	0 30
6 kil. paille avoine à 4 fr. les 100 kil......	0 24
Coût de la ration...................	1 fr. 66

A partir de novembre 1901, ration mélassée suivante :

5 kil. bottes de blé à 4 francs les 100 kil..	0 fr. 20

5 kil. remoulage de son à **13 fr. 50**
les 100 kil............................. 0   67
1 kil. 500 mélasse à 7 francs les 100 kil... 0   10
10 kil. betterave à 20 francs les 1.000 kil.. 0   20
3 kil. paille avoine à 4 francs les 1.000 kil. 0   12
6 litres eau.

Coût de la ration................... 1 fr. 30

Ici la différence du prix de revient entre les deux rations pour les bovides est moins grande que celle des rations pour chevaux ; elle n'est pourtant pas négligeable et représente **0 fr. 30 par jour et par tête.**

M. Rolland emploie la mélasse pour la nourriture des bœufs à l'engrais, des chevaux, de ses bœufs de trait et son emploi lui donne toute satisfaction.

Pendant 18 mois, à la Compagnie des Voitures de Paris, *M. Grandeau* a nourri des chevaux avec des aliments mélassés. Pendant la durée de l'emploi de cette nourriture, ses chevaux s'en sont fort bien trouvés et ont fourni le même travail qu'auparavant.

M. Lavalard, administrateur de la Compagnie générale des Omnibus, signalait, l'an dernier, au Congrès de l'alimentation rationnelle du bétail, l'emploi de la tourbe-mélassée qu'il donnait à sa nombreuse cavalerie, et disait à ce propos : « Vous pouvez regarder les chevaux qui font actuellement la traction de nos voitures sur les grands boulevards, ce sont des spécimens de ceux qui sont soumis à ce régime, et vous pouvez constater qu'ils sont en parfait état et font leur service comme par le passé. »

M. Lambert, à Toury, nourrit ses chevaux avec des produits mélassés. Il vante ce mode d'alimentation.

Des essais d'alimentation mélassée ont été entrepris à Bolbec (Seine-Inférieure), par *MM. Auger* frères, sur 10 chevaux. Il appert, d'après les résultats, que l'introduction de la mélasse dans la ration des chevaux de trait est avantageux, au double point de vue de l'économie et de l'hygiène, que la mélasse est à la fois un condiment, qui mélange à certaines denrées grossières (pailles, fourrages), favorise leur absorption, et un aliment qui peut être substitué dans la ration à un autre aliment.

Terminons ces renseignements en citant l'essai fait par *M. Euvrard*, à la ferme d'Armainvilliers, où, pendant trois mois, ce dernier fit consommer à sa cavalerie des foins de mauvaise qualité mélangés à de la mélasse. Ces foins furent consommés de façon complète et même avec avidité. Les chevaux étaient en parfait état et travaillaient avec ardeur.

Peut-on donner la mélasse aux vaches laitières ? M. Nicolas ayant expérimenté sur des vaches laitières, à Arcy, l'emploi de la mélasse, n'obtint pas de résultat, quant à la production du lait et quant au bon état des animaux. Ayant communiqué ses résultats à la Société de l'alimentation rationnelle du bétail, ils furent contestés par *M. Mallèvre* et par *M. Grandeau*. Celui-ci déclara, d'après l'examen de la ration donnée aux vaches témoins (ration sans mélasse), et celle donnée aux vaches servant à l'expérience (ration mélassée), que les vaches recevant cette dernière nourriture avaient reçu 2 kil. 124 de substances nutritives de moins que les vaches témoins. Rien d'étonnant alors de voir fléchir le lot expérimenté dans le poids et la production de lait. A l'encontre de M. Nicolas, d'autres agriculteurs ou professeurs, ont constaté les bons effets de la mélasse chez les vaches laitières. Parmi eux : *MM. Hélot, Tétard, Grandeau, Garola, Saillard.*

Comment peut-on employer la mélasse ? On peut l'employer en nature mêlée aux divers aliments de la ration, en buvée additionnée d'une certaine quantité d'eau, enfin sous forme de produit demandé à l'industrie.

L'emploi *de la mélasse en nature* souleve dans nos régions de sérieuses objections. Dans le Nord, il peut avoir des avantages sérieux, puisqu'il permet de faire consommer les déchets des récoltes, les foins avariés, mais dans nos pays essentiellement viticoles, nous ne pouvons avoir recours à cet emploi, puisque nous ne cultivons que la vigne ; d'ailleurs la mélasse est désagréable à manier, elle est visqueuse, adhérente aux parois du récipient, difficile à répartir exactement entre les animaux, attire beaucoup d'insectes, notamment des mouches, tourment de nos bestiaux, exige tout un matériel pour la transporter, et finalement a, suprême ennui, l'inconvénient d'exiger des formalités de la part de la Régie pour la dénaturer.

La mélasse *en buvée* n'est pas recommandable. Elle ne paraît pas donner d'aussi bans résultats qu'associé à d'autres fourrages (*Hélot, Mir, Saillard.*)

Fourrages mélassés.

Reste l'emploi de la mélasse sous forme de divers produits demandés à l'industrie pouvant s'expédier en sacs, en vrac même, de facile conservation, d'aisée distribution. Depuis longtemps, on a eu l'idée d'incorporer à divers déchets de cultures, à diverses plantes, à divers résidus d'exploitation la mélasse. Comme il faut régler le plus exactement possible les doses à incorporer, comme il est nécessaire de confier le dosage à des mains expérimentées. d'employer parfois, si l'on veut éviter les mécomptes des appareils assez compliqués et assez chers, des industriels ont songé à fournir aux agriculteurs des produits mélassés dans lesquels ils garantissent par l'analyse chimique, telle quantité de sucre ; ces produits sont d'un maniement facile, de prix variable, susceptibles, me paraît-il, de rendre dans nos pays des services réels. Ils existent en assez grande quantité et nous empruntons au rapport de *M. Lavalard* (congrès alimentation rationnelle 1902) le tableau suivant où est renfermée la composition chimique de divers fourrages mélassés. Le nombre assez élevé de ces produits, montre que l'alimentation sucrée fait son chemin, est déjà d'un usage courant, surtout dans le Nord, enfin est une preuve de la faveur qu'elle rencontre dans le monde agricole.

Nous allons donner de brèves indications sur la plupart de ces fourrages mélassiques.

COMPOSITION CHIMIQUE DE DIVERS FOURRAGES MÉLASSÉS (d'après M. Lavalard.)

DÉSIGNATION DES PRODUITS	COMPOSITION DES MÉLANGES	EAU	AMIDES	MATIÈRES ALBUMINOÏDES	MATIÈRES AZOTÉES	MATIÈRES GRASSES	SUCRES	MATIÈRES extractives non azotées	CELLULOSE	MATIÈRES MINÉRALES
	100 cossettes de diffusion et 3/6 mélasse desséchée.	8.50	»	»	8.75	25	»	62 »	14 »	6.50
Cossettes de diffussion et mélasse.	2 cossettes desséchées et 1 mélasse.	I. 7.67	4 »	6 »	»	0.85	23.09	39.33	12 40	6.66
		II. 5.77	3.20	6.45	»	0.70	11.98	49.17	17.17	5.56
		III. 9 »	3.25	5.65	»	0.35	20.20	39.25	14.40	7.90
Farine de palme et mélasse.	Poids égaux.	I. 16.93	5.68	7.25	»	1.64	20.60	26.14	7.80	7.96
		II. 19.74	4.77	7.73	»	2 12	27.93	15.36	16.20	6.15
		I. 14.68	5 »	10.37	»	3.79	26.54	29.45	3.33	6.84
Germes de maïs et mélasse.	Poids égaux.	II. 21 »	»	»	14.56	3.29	25.30	26.70	2 58	6.07
		III. 17.40	»	»	14.02	5.78	26 »	26.70	4.32	5.78
	15 % de mélasse........	12.48	»	»	16.50	4.14	10.30	37.54	8.48	10.56
Farine de coco et mélasse.....	Poids égaux.......... ..	20.85	»	»	15.25	2.19	29.43	20.47	3.47	8.74
Son et mélasse.............	Poids égaux...........	16 50	»	»	11.31	4.67	24 20	32.12	5 52	5.60
Dréches et mélasse	Poids égaux...........	15 »	»	»	13.12	4.30	24.25	32 20	6.38	5.49
Pulpes de pom. de ter. et mélas.	100 pulpes et 30 mélasse ..	11 »	»	»	5.60	0 30	9.20	31.46	14.90	11.30

Radicelles et mélasse.	Radicelles de Brussaie coques d'arachides et mélasse.	I.23	»	»	13.95	2.85	17.34	28.28	9.78	4.80
		II.22.50	»	»	15 03	2.33	20.99	20.01	13 78	5.26
		III.23.20	»	»	16.29	1.89	18.25	22.56	12.04	5.75
Tourbe mélassée.	20-25 Tourbe	I.24.85	»	»	8.34	0.87	31.70	21.90	5.80	7.54
	75-80 mélasse..........	II. »	»	»	9.40	0.28	40 »	7.61	»	»
	14-20 tourb., 80-86 mélasse	19 »	»	»	9.77	0.34	39.61	14.20	7.77	9.31
Sang mélassé.	Procédé Friedrichen : sang, mélasse, son, avoine.	13 30	3.20	16.60	»	1.10	15.60	25.06	18.60	6.54
	Sang, mélasse, son de blé.	7.33	3.32	24.62	»	1.04	7.50	42.20	7.02	6.97
	Sang, mélasse et déchets..	8.51	2.88	25 »	»	0 14	12.90	53.02	9.77	5.60
	Sang, mélasse et cossettes.	8.53	3.51	29.55	»	0.22	16.69	30.69	6.24	4.57
Pains de mélasse.	Pluchet.	5.50	»	»	11.81	1.27	22.06	34.46	19.81	5.09
	Vaury	7.47	»	»	18.87	3.06	25.67	26.21	12.53	6.19
	Echantillon.............	8.73	»	»	11.50	0 78	27.28	39.83	8.81	3.07
Produits de M. Lambert à Taury.	27.5 sésame, 27.4 coque arachide, 36 mélasse.	12.74	5.25	11.34	»	3.60	20 »	23.97	15.03	8.07
	35 avoine, 27 coq. arachide, 36 mél.	16.69	5.36	5 »	»	3.19	15.98	33.52	14.64	5.62
	Paille.-mél.: 43 pail.,57 mél	14.42	7.12	3 »	»	»	28.56	»	11.77	7.94
Nutritrine Eclancher.	50 mélas.,50 tourt. sésame.	15.50	10 43	7.87	»	5.30	21.50	30.50	»	»
Sugar Feed.	Tourt. non dénom. et mél.	..	»	»	20 »	5 »	30 »	31 »	»	»

Les *Cossettes* desséchées sont un excellent véhicule de la mélasse.

On fait le mélange avec 5 ou 6 kil. de mélasse pour 100 kil. de cossettes pressées. La composition du mélange est la suivante : Humidité 8.50, Protéine brute 8.75, Cellulose 14.00, Graisse 0.85, Extractifs non azotés 52.00 dont 22.5 de sucre. Cendres 6 50. On peut reprocher à ce mélange de contenir des sels apportés par la mélasse, qui sont déliquescents et qui peuvent attirer l'humidité suffisante pour déterminer des fermentations.

Le *son mélassé* est un mélange fait à parties égales de mélasse et de son. Il est vendu comme contenant un minimum de 20 % de sucre. Le prix de ce mélange serait de 13 fr. 75 les 100 kil.. C'est un produit obtenu assez facilement à cause du pouvoir absorbant du son pour la mélasse.

En Allemagne, en Autriche-Hongrie, à proximité des abattoirs se sont installées des fabriques de *sang mélassé*. Le sang et la mélasse préalablement chauffés sont mélangés ensemble, puis additionnés d'un absorbant tel que le son. *M. Saillard* dit qu'il est bien difficile de recommander ce produit attendu que l'acheteur ne peut savoir si le sang qui a servi à le préparer ne provient pas d'animaux atteints de maladies contagieuses. Il est vrai, qu'on peut le stériliser par un chauffage préalable, mais on n'a jamais la certitude que cette opération a été bien faite.

On a tenté d'incorporer la mélasse à des tourteaux, produits riches en matières azotées. On a dénommé ces tourteaux : *tourteaux de lin mélassés*. Ce produit contiendrait 13 % de sucre environ.

Sous le nom de *Sugar Feed*, il est fabriqué un produit contenant 30 % de mélasse mélangée à parties égales de tourteaux de maïs, tourteaux de coton, son de maïs. Son prix serait de 17 fr. les 100 kil.

Pain Vaury. — Au congrès de l'alimentation rationnelle de 1901, *M. Alekan,* au nom de M. Grandeau, mit le congrès au courant des essais exécutés avec le pain mélassique Vaury, poursuivis au laboratoire de la Compagnie générale des Voitures.

Le pain mélassique Vaury est composé de mélasse et de bas-produits de nourriture mélangés et passés au four. M. Alekan disait que ce pain peut être regardé comme ayant une composition très voisine de celle des grains de céréales, en particulier de l'avoine, à laquelle on peut le substituer, poids par poids, dans le rationnement des animaux. La digestibilité des rations au pain mélassique s'est montrée satisfaisante. Les rations ont été distribuées depuis le 28 février 1900 jusqu'en février 1901. L'état général des animaux soumis aux essais est resté bon durant cette période. Pas de coliques.

Les animaux recevant le pain mélassique **Vaury** ont bu une quantité relativement faible d'eau. La ration constituée dans ces expériences serait plutôt inférieure comme prix à la ration pratique donnée aux chevaux de la Compagnie des Voitures. De ce côté il y aurait léger avantage. Son prix serait de 15 francs les 100 kil.

Pail-Mel. — M. Lambert, industriel à Toury, a utilisé depuis longtemps la mélasse et a cherché à l'incorporer à diverses substances. C'est ainsi qu'il a composé une ration où entraient les coques d'arachides moulues et la mélasse. Ce produit avait l'inconvénient d'empâter la bouche des chevaux, aussi fut-il promptement rejeté. M. Lambert constitua alors deux produits où entraient : dans le *premier*, des coques d'arachides, de la mélasse, des tourteaux de sésame, dans le *second*, de l'avoine, des coques d'arachide, de la mélasse. Ces produits ne sont pas entrés dans la pratique, parce que la matière servant d'absorbant à la mélasse est difficile à se procurer. M. Lambert, chercha alors à fabriquer un fourrage mélassé, pouvant se manipuler facilement, être mis en sac, se conservant bien. Il l'a trouvé en se servant de la paille hachée. Il est arrivé à faire absorber à la paille, une grande quantité de mélasse se rapprochant de celle qu'absorbe la tourbe. Ce produit peut être considéré comme formé de 43 kil. de paille et de 57 kil. de mélasse. Son prix à l'usine reviendait à 9 fr. 50 les 100 kil. Ce fourrage mélassé peut être facilement mélangé à la ferme, avec des grains, des tourteaux, en telle proportion que l'on veut. M. Lambert emploie ce produit pour la nourriture de ses chevaux, il s'en est bien trouvé. L'état de ses bêtes est resté constamment bon. Voici la ration qu'il emploie :

Paille mélassée.............................	6 kil.
Avoine aplatie.............................	3 kil.
Foin	3 kil.

M. Lambert, au Congrès de l'alimentation rationnelle de 1902, disait vouloir donner dorénavant à ses chevaux 5 kil. de foin et 5 kil. de pail-mel, ce qui lui permettrait de réaliser une notable économie. Auparavant, il donnait à ses chevaux, la ration suivante :

Avoine aplatie.............................	7 kil. 650
Foin	6 kil.
Son et froment.............................	1 kil. 500

Tourbe-mélassée. — Ce produit est d'origine allemande. Il est fabriqué par un industriel, *M. Schwartz.* Le mélange de tourbe et de mélasse est de 14 à 20 pour la tourbe et de 70 à 80 pour la mélasse. Ce mélange, que l'on appelle parfois molassine, est le mélange mélassé qui a la teneur en sucre la plus élevée, la tourbe ayant cette précieuse qualité d'absorber une forte dose de mélasse. C'est à cause de cela, que cette substance a été choisie par M. Schwartz, comme absorbant. Malgré sa teneur élevée en mélasse, c'est un produit sensiblement sec. Mais si la tourbe mélassée est riche en sucre, elle est complètement dépourvue d'autres matières alimentaires (albuminoïdes). Par elle-même la tourbe est totalement dépourvue de valeur nutritive, elle traverse l'organisme sans être digérée et ne fournit à l'animal aucun principe utile à l'entretien de ses fonctions. Il faut donc considérer la tourbe comme un aliment exclusivement sucré. De plus, la tourbe exerce une action déprimante sur la digestibilité des fourrages auxquels on l'associe dans la ration : « Elle abaisse, dit Grandeau, le cœfficient de digestibilité de tous les éléments de la ration. » *O. Kellner*, directeur de la station agronomique de Möckern, avait déjà signalé cette action à la suite d'expériences entreprises sur un lot de moutons. Grandeau a confirmé les résultats en expérimentant sur des chevaux. M. Lavalard, au Congrès de 1902, a fait connaître les résultats de l'application de la mélasse-tourbe sur la Cavalerie de la Cie des Omnibus. Il a exposé les bons effets de cette alimentation. Tous les chevaux ont accepté immédiatement la ration nouvelle, en sont devenus très-friands. Le nombre des cas de coliques a diminué, pas de cas de diarrhée. 1 kil. de mélasse-tourbe peut remplacer 1 kil. de grains mélangés (avoine, maïs, féveroles). Les animaux ne laissent absolument rien de leur ration journalière ordinaire. M. Lavalard, conclut que la tourbe-mélasse peut entrer dans la consommation du cheval et que les effets de dépression sur la digestibilité des aliments n'ont pas été constatés. En Allemagne, la mo'assine est très employée. La section d'agriculture de Göttingue recommande l'emploi de cette dernière dans l'alimentation du bétail. Le Dr *Lydtin*, dans une lettre adressée à M. le sénateur M r en 1900, insiste sur les avantages de ce produit.

La ration, donnée par M. Lavalard à ses chevaux, est ainsi composée :

Mélasse-tourbe	2 kil.
Grains mélangés maïs, avoine, féveroles)...	7 kil. 500
Paille hâchée	3 à 4 kil.

Coût de la ration 1 fr. 79 au lieu de 2 fr. 50 qu'aurait coûté la ration habituelle par suite du haut prix des grains.

D'après quelques auteurs (*Curot*), la tourbe neutraliserait l'action des sels de potasse et de la mélasse. Grandeau s'est élevé contre cette assertion.

En France, la raffinerie Say a le monopole de la tourbe-mélasse. Elle la vend dans les prix de 13 à 14 fr.

M. *Hélot* a fait une communication au Congrès de 1902, sur un nouveau fourrage par lui préparé. Il incorpore de la mélasse à des radicelles d'orge dont la texture sèche permet d'absorber beaucoup de mélasse. Ce fourrage, analysè d'après 3 échantillons par M. Grandeau, a été trouvé satisfaisant, quant aux matières renfermées.

L'alimentation mélassée est-elle économique pour nos pays méridionaux et peut-elle remplacer les rations données actuellement ? On peut répondre affirmativement. Dans nos pays la nourriture de nos chevaux nous revient à 2 francs par tête et par jour. Pendant certaines périodes (sulfatages, vendanges), le coût de la ration atteint près de 3 francs, l'animal fournissant un surcroît de travail et consommant pour réparer ses forces, un supplément de nourriture. L'avoine, base de nos rations, coûte très cher (20 francs les 100 kil. en moyenne), et c'est elle qui rend dispendieuse l'alimentation de nos chevaux. Les prix de nos rations actuelles étant très forts, nous ne demandons qu'à les abaisser et je crois qu'en employant l'alimentation mélassée, nous pourrions réaliser des économies, fournir des aliments à nos animaux sous une forme concentrée, capables de leur faire rendre de rudes efforts musculaires sans affaiblir leur organisme. Est-ce à dire que du jour au lendemain nous devons bouleverser nos anciennes rations, changer du tout au tout le régime de nos bestiaux ? Je ne le pense pas. Certes, j'ai relaté longuement, étudié toutes les expériences, toutes les observations, tous les essais qui, dans le Nord, ont eu pour objet cette alimentation. Il y a de fortes chances de croire à son succès. Toutefois, dans le Midi, rien n'a été organisé pour mettre en lumière les avantages de la mélasse ; procédons d'abord à des essais strictement conduits, après quoi nous saurons comment nous devons agir. Nous devons savoir si, dans nos régions, par suite des frais de transport, le coût des rations mélassées ne sera pas augmenté. De même, il faudrait que les industriels livrant la mélasse ou les produits mélassés ne demandassent pas des prix exagérés de leurs marchandises, sans quoi le succès de ce nouveau mode d'alimentation me paraîtrait compromis.

Je souhaite vivement ce succès (nous sommes autorisés à y croire), parce que d'abord cela permettrait à nos agriculteurs de réaliser une forte économie sur l'entretien de leurs bestiaux tout en les maintenant en état de produire une somme d'énergie musculaire normale, mais aussi parce que l'emploi étendu des mélasses aurait cet avantage, très bien vu par *M. Jean Dupuy*, ancien ministre de l'Agriculture, celui de dégager le marché des eaux-de-vie de vins. M. Jean Dupuy, à la séance d'ouverture du Congrès de l'alimentaiton rationnelle de 1902, disait : « J'aperçois une autre conséquence heureuse, et qui, à mon avis, pourra se produire très rapidement, de l'utilisation des mélasses, en diminuant la production de l'alcool d'industrie, vous aurez dégagé,

d'une façon très sensible, le marché des eaux-de-vie de vin et aidé par
là à conjurer la crise viticole qui pèse non seulement sur les grands
centres de production du Midi, mais sur d'autres régions qui vendent
des vins plus chers, comme la Gironde, la Bourgogne et les Charentes.
Les producteurs des vin surtout de vin ordinaire, obligés aujourd'hui
de verser leur récolte à la consommation, pourront désormais distiller
leur vin et ainsi se trouveront disparaître du marché, plusieurs
millions d'hectol., qui l'encombrent aujourd'hui. » Aujourd'hui, la crise
viticole est passée. Les prix sont redevenus normaux, nous sommes
délivrés pour l'instant des prix ruineux de 4, 5, 6 francs l'hectolitre.
Nous ne sommes pas dans l'obligation de distiller. Mais qui nous dit
que nous ne subirons pas de crises pareilles à celles de 1900-1902 et
peut-être dans un avenir prochain. C'est dans ces fâcheuses circons-
tances que nous apprécierons l'avantage de pouvoir détenir le marché
des eaux-de-vie de vins et de n'être plus concurrencés par les alcools
du Nord, produits à bas prix. Ce marché, nous pouvons, à mon senti-
ment, le reconquérir en aiguillant l'alcool du Nord vers les usages
industriels et en favorisant l'extension des mélasses dans l'alimentation du bétail. La Société départementale a prouvé qu'elle ne se
désintéressait pas de cette conquête. Déjà en octobre 1902, elle a
organisé, pour vulgariser l'alcool dénaturé, un concours exposition
dont le retentissement, le succès, furent grands, à elle encore
l'honneur de mettre à l'étude la mélasse au point de vue alimentaire,
de demander à ses nombreux membres d'établir, chez eux, des essais,
d'en faire connaître les résultats. Elle aura ainsi, une fois de plus,
mérité la reconnaissance des viticulteurs méridionaux et aussi de
tous les agriculteurs de notre beau pays de France.

4 Mars 1903.

HIPPOLYTE VIALETTES,

Secrétaire de la Société départementale d'encouragement
à l'agriculture de l'Hérault.

INDEX BIBLIOGRAPHIQUE

Hédon. — Physiologie.

Duclert et Senequier. — « Annales agronomiques » (Digestibilité du glucose).

Malpeaux et Dickson. — « Annales agronomiques ».

Vivien. — Conférences rapportées dans le « Progrès agricole », 1894-1895.

Sanson, Wagner, Leroux. — Articles parus dans le « Journal de l'Agriculture », 1894-1897-1902.

Grandeau. — Articles parus dans le « Journal d'agriculture pratique », 1895-1898-1902.

Grandeau. — Sucre et alimentation chez l'homme et chez les animaux (Librairie agricole, 26, rue Jacob).

Dechambre — Rapport sur l'alimentation mélassée (Congrès alimentation rationnelle du bétail, 1899).

Curot. — Contribution à l'étude de l'alimentation mélassée (Imprimerie bourse du commerce, 33, rue J.-J. Rousseau, Paris).

Saillard. — Préparation des fourrages mélassés (Paris, 1902, 49, rue du Louvre).

Nicolas. — Rapport sur l'alimentation mélassée (Congrès alimentation rationnelle bétail, 1902).

Lavalard. — Rapport sur l'alimentation mélassée (Même congrès).

Hélot. — Rapport sur l'alimentation mélassée (—   ).

Garola. — Rapport sur l'alimentation mélassée (—   ).

Comptes rendus congrès Société alimentation rationnelle du bétail (1898-1899-1900-1901-1902, passim.).

www.ingramcontent.com/pod-product-compliance
Lightning Source LLC
LaVergne TN
LVHW021753060726
842528LV00003B/939